Renate & Uwe H. Sültz

Blutzucker Tagebuch
Protokollbuch Kontrollbuch
messen kontrollieren dokumentieren

für Patienten mit Diabetes -
zusätzlich für Einträge von Blutdruck

AF216039

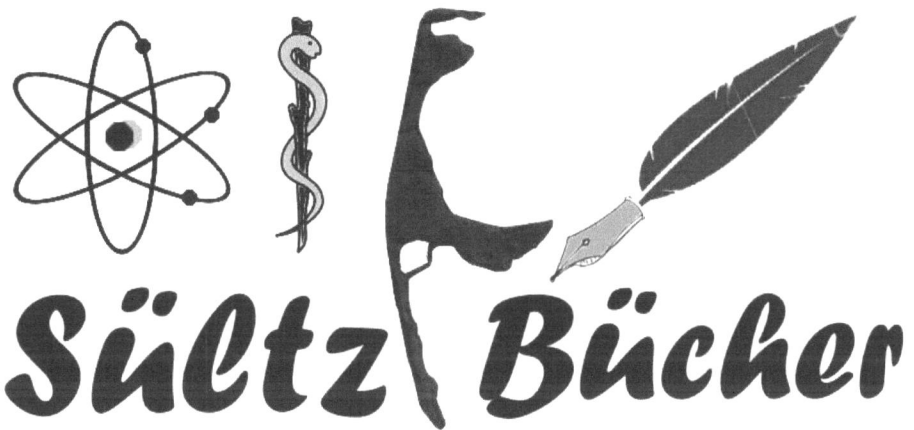

BoD-Verlag

Norderstedt 2019

Bibliografische Information durch die Deutsche Nationalbibliothek
Die Deutsche Nationalbibliothek verzeichnet diese Publikation in der Deutschen Nationalbibliografie; detaillierte bibliografische Daten sind im Internet über http://dnb.dnb.de abrufbar.

Menschen mit Typ-2-Diabetes können entscheidend dazu beitragen, um Blutzuckerspitzen nach dem Essen zu vermeiden. So können sich langfristig die Werte positiv verändern. Wer sich gesund ernährt und dazu bewegt, bei dem kann sich die Insulinresistenz wieder bessern. Dazu ist noch zu sagen, dass Menschen mit Diabetes oft auch an Bluthochdruck leiden. Betroffen sind dabei hauptsächlich Typ-2 Diabetiker. Es drohen Herzinfarkt und Schlaganfall. Übergewicht und Bewegungsmangel lassen den Zuckergehalt, sowie den Druck in den Gefäßen steigen. Auch diese Messung tragen Sie in dieses Tagebuch ein. Legen Sie bitte dieses Tagebuch auch Ihrem Arzt vor!

Fazit:

- Ein nicht richtig eingestellter Blutzuckerspiegel kann gefährliche Folgekrankheiten auslösen.

- Bei einer Unterzuckerung droht Bewusstlosigkeit, bei einer Überzuckerung droht das Koma.

- Organe werden geschädigt.

- Auch Amputationen und Augenerkrankungen sind die Folge.

- Diabetes und Depressionen erhöhen gegenseitig die Erkrankungen.

- Ziel einer gesunden Ernährung ist es, den Blutzuckerlangzeitwert zu verbessern. Auch Blutdruck- und Blutfettwerte sollen verbessert werden.

- Abnehmen ist sehr wichtig!

- Das richtige Abschätzen der Kohlenhydratmengen sollte unbedingt zu Beginn einer Insulinbehandlung im Rahmen einer Schulung erlernt werden.

- Es reicht nicht nur die Überprüfung des Blutzuckerspiegels, ein Arzt betrachtet alles, den Lebensstil und die Lebensumstände.

© 2019 Renate Sültz & Uwe H. Sültz

Herstellung und Verlag: BoD – Books on Demand, Norderstedt

ISBN 9-78374-9-48025-8

Persönliche Daten

Name

Straße

PLZ/Ort

Telefon

BITTE VON IHREM ARZT AUSFÜLLEN

Therapie für Ihre Insulinbehandlung

Zielwerte	Korrektur-Regeln	BE/KE-Faktoren
morgens		
mittags		
abends		
spät		

Normalinsulin	kurzwirkende Analoga
Verzögerungsinsulin	langwirkende Analoga

Therapie für Tablettenbehandlung

Medikamente	morgens vor-zu-nach- dem Essen	mittags vor-zu-nach- dem Essen	abends vor-zu-nach- dem Essen	spät

	Blutzuckerwert vor und nach dem Essen									Datum	Uhrzeit	Blutdruck	Puls
Datum **Uhrzeit**	vor	nach	vor	nach	vor	nach	vor	nach					
Insulin													
Info													

Gewicht

	Blutzuckerwert vor und nach dem Essen									Datum	Uhrzeit	Blutdruck	Puls
Datum **Uhrzeit**	vor	nach	vor	nach	vor	nach	vor	nach					
Insulin													
Info													

Gewicht

	Blutzuckerwert vor und nach dem Essen									Datum	Uhrzeit	Blutdruck	Puls
Datum **Uhrzeit**	vor	nach	vor	nach	vor	nach	vor	nach					
Insulin													
Info													

Gewicht

	Blutzuckerwert vor und nach dem Essen							
Datum **Uhrzeit**	vor	nach	vor	nach	vor	nach	vor	nach
Insulin								
Info								

Datum	Uhrzeit	Blutdruck	Puls

Gewicht

	Blutzuckerwert vor und nach dem Essen							
Datum **Uhrzeit**	vor	nach	vor	nach	vor	nach	vor	nach
Insulin								
Info								

Datum	Uhrzeit	Blutdruck	Puls

Gewicht

	Blutzuckerwert vor und nach dem Essen							
Datum **Uhrzeit**	vor	nach	vor	nach	vor	nach	vor	nach
Insulin								
Info								

Datum	Uhrzeit	Blutdruck	Puls

Gewicht

Blutzuckerwert vor und nach dem Essen									Datum	Uhrzeit	Blutdruck	Puls
Datum **Uhrzeit**	vor	nach	vor	nach	vor	nach	vor	nach				
Insulin												
Info												
Gewicht												

Blutzuckerwert vor und nach dem Essen									Datum	Uhrzeit	Blutdruck	Puls
Datum **Uhrzeit**	vor	nach	vor	nach	vor	nach	vor	nach				
Insulin												
Info												
Gewicht												

Blutzuckerwert vor und nach dem Essen									Datum	Uhrzeit	Blutdruck	Puls
Datum **Uhrzeit**	vor	nach	vor	nach	vor	nach	vor	nach				
Insulin												
Info												
Gewicht												

Blutzuckerwert vor und nach dem Essen									Datum	Uhrzeit	Blutdruck	Puls
Datum Uhrzeit	vor	nach	vor	nach	vor	nach	vor	nach				
Insulin												
Info												

Gewicht

Blutzuckerwert vor und nach dem Essen									Datum	Uhrzeit	Blutdruck	Puls
Datum Uhrzeit	vor	nach	vor	nach	vor	nach	vor	nach				
Insulin												
Info												

Gewicht

Blutzuckerwert vor und nach dem Essen									Datum	Uhrzeit	Blutdruck	Puls
Datum Uhrzeit	vor	nach	vor	nach	vor	nach	vor	nach				
Insulin												
Info												

Gewicht

Datum Uhrzeit	Blutzuckerwert vor und nach dem Essen								Datum	Uhrzeit	Blutdruck	Puls
	vor	nach	vor	nach	vor	nach	vor	nach				
Insulin												
Info												
Gewicht												

Datum Uhrzeit	Blutzuckerwert vor und nach dem Essen								Datum	Uhrzeit	Blutdruck	Puls
	vor	nach	vor	nach	vor	nach	vor	nach				
Insulin												
Info												
Gewicht												

Datum Uhrzeit	Blutzuckerwert vor und nach dem Essen								Datum	Uhrzeit	Blutdruck	Puls
	vor	nach	vor	nach	vor	nach	vor	nach				
Insulin												
Info												
Gewicht												

	Blutzuckerwert vor und nach dem Essen											
Datum **Uhrzeit**	vor	nach	vor	nach	vor	nach	vor	nach	**Datum**	**Uhrzeit**	**Blutdruck**	**Puls**
Insulin												
Info												
Gewicht												

	Blutzuckerwert vor und nach dem Essen											
Datum **Uhrzeit**	vor	nach	vor	nach	vor	nach	vor	nach	**Datum**	**Uhrzeit**	**Blutdruck**	**Puls**
Insulin												
Info												
Gewicht												

	Blutzuckerwert vor und nach dem Essen											
Datum **Uhrzeit**	vor	nach	vor	nach	vor	nach	vor	nach	**Datum**	**Uhrzeit**	**Blutdruck**	**Puls**
Insulin												
Info												
Gewicht												

Blutzuckerwert vor und nach dem Essen										
Datum										
Uhrzeit	vor	nach	vor	nach	vor	nach	vor	nach		
Insulin										
Info										
Gewicht										

Datum	Uhrzeit	Blutdruck	Puls

Blutzuckerwert vor und nach dem Essen								
Datum								
Uhrzeit	vor	nach	vor	nach	vor	nach	vor	nach
Insulin								
Info								
Gewicht								

Datum	Uhrzeit	Blutdruck	Puls

Blutzuckerwert vor und nach dem Essen								
Datum								
Uhrzeit	vor	nach	vor	nach	vor	nach	vor	nach
Insulin								
Info								
Gewicht								

Datum	Uhrzeit	Blutdruck	Puls

	Blutzuckerwert vor und nach dem Essen									Datum	Uhrzeit	Blutdruck	Puls
Datum **Uhrzeit**	vor	nach	vor	nach	vor	nach	vor	nach					
Insulin													
Info													

Gewicht

	Blutzuckerwert vor und nach dem Essen									Datum	Uhrzeit	Blutdruck	Puls
Datum **Uhrzeit**	vor	nach	vor	nach	vor	nach	vor	nach					
Insulin													
Info													

Gewicht

	Blutzuckerwert vor und nach dem Essen									Datum	Uhrzeit	Blutdruck	Puls
Datum **Uhrzeit**	vor	nach	vor	nach	vor	nach	vor	nach					
Insulin													
Info													

Gewicht

Datum Uhrzeit	Blutzuckerwert vor und nach dem Essen							
	vor	nach	vor	nach	vor	nach	vor	nach
Insulin								
Info								
Gewicht								

Datum	Uhrzeit	Blutdruck	Puls

Datum Uhrzeit	Blutzuckerwert vor und nach dem Essen							
	vor	nach	vor	nach	vor	nach	vor	nach
Insulin								
Info								
Gewicht								

Datum	Uhrzeit	Blutdruck	Puls

Datum Uhrzeit	Blutzuckerwert vor und nach dem Essen							
	vor	nach	vor	nach	vor	nach	vor	nach
Insulin								
Info								
Gewicht								

Datum	Uhrzeit	Blutdruck	Puls

Blutzuckerwert vor und nach dem Essen											
Datum Uhrzeit	vor	nach	vor	nach	vor	nach	vor	nach	**Datum**	**Uhrzeit**	**Blutdruck**	**Puls**
Insulin												
Info												

Gewicht

Blutzuckerwert vor und nach dem Essen											
Datum Uhrzeit	vor	nach	vor	nach	vor	nach	vor	nach	**Datum**	**Uhrzeit**	**Blutdruck**	**Puls**
Insulin												
Info												

Gewicht

Blutzuckerwert vor und nach dem Essen											
Datum Uhrzeit	vor	nach	vor	nach	vor	nach	vor	nach	**Datum**	**Uhrzeit**	**Blutdruck**	**Puls**
Insulin												
Info												

Gewicht

Blutzuckerwert vor und nach dem Essen

Datum Uhrzeit	vor	nach	vor	nach	vor	nach	vor	nach
Insulin								

Datum	**Uhrzeit**	**Blutdruck**	**Puls**

Info

Gewicht

Blutzuckerwert vor und nach dem Essen

Datum Uhrzeit	vor	nach	vor	nach	vor	nach	vor	nach
Insulin								

Datum	**Uhrzeit**	**Blutdruck**	**Puls**

Info

Gewicht

Blutzuckerwert vor und nach dem Essen

Datum Uhrzeit	vor	nach	vor	nach	vor	nach	vor	nach
Insulin								

Datum	**Uhrzeit**	**Blutdruck**	**Puls**

Info

Gewicht

Blutzuckerwert vor und nach dem Essen

Datum Uhrzeit	vor	nach	vor	nach	vor	nach	vor	nach
Insulin								

Datum	Uhrzeit	Blutdruck	Puls

Info

Gewicht

Blutzuckerwert vor und nach dem Essen

Datum Uhrzeit	vor	nach	vor	nach	vor	nach	vor	nach
Insulin								

Datum	Uhrzeit	Blutdruck	Puls

Info

Gewicht

Blutzuckerwert vor und nach dem Essen

Datum Uhrzeit	vor	nach	vor	nach	vor	nach	vor	nach
Insulin								

Datum	Uhrzeit	Blutdruck	Puls

Info

Gewicht

	Blutzuckerwert vor und nach dem Essen											
Datum **Uhrzeit**	vor	nach	vor	nach	vor	nach	vor	nach	**Datum**	**Uhrzeit**	**Blutdruck**	**Puls**
Insulin												
Info												

Gewicht

	Blutzuckerwert vor und nach dem Essen											
Datum **Uhrzeit**	vor	nach	vor	nach	vor	nach	vor	nach	**Datum**	**Uhrzeit**	**Blutdruck**	**Puls**
Insulin												
Info												

Gewicht

	Blutzuckerwert vor und nach dem Essen											
Datum **Uhrzeit**	vor	nach	vor	nach	vor	nach	vor	nach	**Datum**	**Uhrzeit**	**Blutdruck**	**Puls**
Insulin												
Info												

Gewicht

Blutzuckerwert vor und nach dem Essen								Datum	Uhrzeit	Blutdruck	Puls
Datum **Uhrzeit**	vor	nach	vor	nach	vor	nach	vor	nach			
Insulin											
Info											

Gewicht

Blutzuckerwert vor und nach dem Essen								Datum	Uhrzeit	Blutdruck	Puls
Datum **Uhrzeit**	vor	nach	vor	nach	vor	nach	vor	nach			
Insulin											
Info											

Gewicht

Blutzuckerwert vor und nach dem Essen								Datum	Uhrzeit	Blutdruck	Puls
Datum **Uhrzeit**	vor	nach	vor	nach	vor	nach	vor	nach			
Insulin											
Info											

Gewicht

	Blutzuckerwert vor und nach dem Essen									Datum	Uhrzeit	Blutdruck	Puls
Datum **Uhrzeit**	vor	nach	vor	nach	vor	nach	vor	nach					
Insulin													
Info													
Gewicht													

	Blutzuckerwert vor und nach dem Essen									Datum	Uhrzeit	Blutdruck	Puls
Datum **Uhrzeit**	vor	nach	vor	nach	vor	nach	vor	nach					
Insulin													
Info													
Gewicht													

	Blutzuckerwert vor und nach dem Essen									Datum	Uhrzeit	Blutdruck	Puls
Datum **Uhrzeit**	vor	nach	vor	nach	vor	nach	vor	nach					
Insulin													
Info													
Gewicht													

	Blutzuckerwert vor und nach dem Essen											
Datum Uhrzeit	vor	nach	vor	nach	vor	nach	vor	nach	Datum	Uhrzeit	Blutdruck	Puls
Insulin												
Info												

Gewicht

	Blutzuckerwert vor und nach dem Essen											
Datum Uhrzeit	vor	nach	vor	nach	vor	nach	vor	nach	Datum	Uhrzeit	Blutdruck	Puls
Insulin												
Info												

Gewicht

	Blutzuckerwert vor und nach dem Essen											
Datum Uhrzeit	vor	nach	vor	nach	vor	nach	vor	nach	Datum	Uhrzeit	Blutdruck	Puls
Insulin												
Info												

Gewicht

	Blutzuckerwert vor und nach dem Essen											
Datum									**Datum**	**Uhrzeit**	**Blutdruck**	**Puls**
Uhrzeit	vor	nach	vor	nach	vor	nach	vor	nach				
Insulin												
Info												
Gewicht												

	Blutzuckerwert vor und nach dem Essen											
Datum									**Datum**	**Uhrzeit**	**Blutdruck**	**Puls**
Uhrzeit	vor	nach	vor	nach	vor	nach	vor	nach				
Insulin												
Info												
Gewicht												

	Blutzuckerwert vor und nach dem Essen											
Datum									**Datum**	**Uhrzeit**	**Blutdruck**	**Puls**
Uhrzeit	vor	nach	vor	nach	vor	nach	vor	nach				
Insulin												
Info												
Gewicht												

Blutzuckerwert vor und nach dem Essen									Datum	Uhrzeit	Blutdruck	Puls
Datum **Uhrzeit**	vor	nach	vor	nach	vor	nach	vor	nach				
Insulin												
Info												

Gewicht

Blutzuckerwert vor und nach dem Essen									Datum	Uhrzeit	Blutdruck	Puls
Datum **Uhrzeit**	vor	nach	vor	nach	vor	nach	vor	nach				
Insulin												
Info												

Gewicht

Blutzuckerwert vor und nach dem Essen									Datum	Uhrzeit	Blutdruck	Puls
Datum **Uhrzeit**	vor	nach	vor	nach	vor	nach	vor	nach				
Insulin												
Info												

Gewicht

	Blutzuckerwert vor und nach dem Essen							
Datum **Uhrzeit**	vor	nach	vor	nach	vor	nach	vor	nach
Insulin								
Info								
Gewicht								

Datum	**Uhrzeit**	**Blutdruck**	**Puls**

	Blutzuckerwert vor und nach dem Essen							
Datum **Uhrzeit**	vor	nach	vor	nach	vor	nach	vor	nach
Insulin								
Info								
Gewicht								

Datum	**Uhrzeit**	**Blutdruck**	**Puls**

	Blutzuckerwert vor und nach dem Essen							
Datum **Uhrzeit**	vor	nach	vor	nach	vor	nach	vor	nach
Insulin								
Info								
Gewicht								

Datum	**Uhrzeit**	**Blutdruck**	**Puls**

Blutzuckerwert vor und nach dem Essen											
Datum **Uhrzeit**	vor	nach	vor	nach	vor	nach	vor	nach			

Datum	Uhrzeit	Blutdruck	Puls

Insulin

Info

Gewicht

Blutzuckerwert vor und nach dem Essen											
Datum **Uhrzeit**	vor	nach	vor	nach	vor	nach	vor	nach			

Datum	Uhrzeit	Blutdruck	Puls

Insulin

Info

Gewicht

Blutzuckerwert vor und nach dem Essen											
Datum **Uhrzeit**	vor	nach	vor	nach	vor	nach	vor	nach			

Datum	Uhrzeit	Blutdruck	Puls

Insulin

Info

Gewicht

Blutzuckerwert vor und nach dem Essen											
Datum **Uhrzeit**	vor	nach	vor	nach	vor	nach	vor	nach	**Datum**	**Uhrzeit**	**Blutdruck**	**Puls**
Insulin												
Info												

Gewicht

Blutzuckerwert vor und nach dem Essen											
Datum **Uhrzeit**	vor	nach	vor	nach	vor	nach	vor	nach	**Datum**	**Uhrzeit**	**Blutdruck**	**Puls**
Insulin												
Info												

Gewicht

Blutzuckerwert vor und nach dem Essen											
Datum **Uhrzeit**	vor	nach	vor	nach	vor	nach	vor	nach	**Datum**	**Uhrzeit**	**Blutdruck**	**Puls**
Insulin												
Info												

Gewicht

Blutzuckerwert vor und nach dem Essen

Datum Uhrzeit	vor	nach	vor	nach	vor	nach	vor	nach
Insulin								
Info								

Datum	Uhrzeit	Blutdruck	Puls

Gewicht

Blutzuckerwert vor und nach dem Essen

Datum Uhrzeit	vor	nach	vor	nach	vor	nach	vor	nach
Insulin								
Info								

Datum	Uhrzeit	Blutdruck	Puls

Gewicht

Blutzuckerwert vor und nach dem Essen

Datum Uhrzeit	vor	nach	vor	nach	vor	nach	vor	nach
Insulin								
Info								

Datum	Uhrzeit	Blutdruck	Puls

Gewicht

	Blutzuckerwert vor und nach dem Essen							
Datum Uhrzeit	vor	nach	vor	nach	vor	nach	vor	nach
Insulin								
Info								

Datum	Uhrzeit	Blutdruck	Puls

Gewicht

	Blutzuckerwert vor und nach dem Essen							
Datum Uhrzeit	vor	nach	vor	nach	vor	nach	vor	nach
Insulin								
Info								

Datum	Uhrzeit	Blutdruck	Puls

Gewicht

	Blutzuckerwert vor und nach dem Essen							
Datum Uhrzeit	vor	nach	vor	nach	vor	nach	vor	nach
Insulin								
Info								

Datum	Uhrzeit	Blutdruck	Puls

Gewicht

Blutzuckerwert vor und nach dem Essen												
Datum									**Datum**	**Uhrzeit**	**Blutdruck**	**Puls**
Uhrzeit	vor	nach	vor	nach	vor	nach	vor	nach				
Insulin												
Info												

Gewicht

Blutzuckerwert vor und nach dem Essen												
Datum									**Datum**	**Uhrzeit**	**Blutdruck**	**Puls**
Uhrzeit	vor	nach	vor	nach	vor	nach	vor	nach				
Insulin												
Info												

Gewicht

Blutzuckerwert vor und nach dem Essen												
Datum									**Datum**	**Uhrzeit**	**Blutdruck**	**Puls**
Uhrzeit	vor	nach	vor	nach	vor	nach	vor	nach				
Insulin												
Info												

Gewicht

	Blutzuckerwert vor und nach dem Essen											
Datum **Uhrzeit**	vor	nach	vor	nach	vor	nach	vor	nach	**Datum**	**Uhrzeit**	**Blutdruck**	**Puls**
Insulin												
Info												
Gewicht												

	Blutzuckerwert vor und nach dem Essen											
Datum **Uhrzeit**	vor	nach	vor	nach	vor	nach	vor	nach	**Datum**	**Uhrzeit**	**Blutdruck**	**Puls**
Insulin												
Info												
Gewicht												

	Blutzuckerwert vor und nach dem Essen											
Datum **Uhrzeit**	vor	nach	vor	nach	vor	nach	vor	nach	**Datum**	**Uhrzeit**	**Blutdruck**	**Puls**
Insulin												
Info												
Gewicht												

Blutzuckerwert vor und nach dem Essen										
Datum Uhrzeit	vor	nach	vor	nach	vor	nach	vor	nach		
Insulin										
Info										

Datum	Uhrzeit	Blutdruck	Puls

Gewicht

Blutzuckerwert vor und nach dem Essen										
Datum Uhrzeit	vor	nach	vor	nach	vor	nach	vor	nach		
Insulin										
Info										

Datum	Uhrzeit	Blutdruck	Puls

Gewicht

Blutzuckerwert vor und nach dem Essen										
Datum Uhrzeit	vor	nach	vor	nach	vor	nach	vor	nach		
Insulin										
Info										

Datum	Uhrzeit	Blutdruck	Puls

Gewicht

	Blutzuckerwert vor und nach dem Essen										
Datum											
Uhrzeit	vor	nach	vor	nach	vor	nach	vor	nach			
Insulin											
Info											

Datum	Uhrzeit	Blutdruck	Puls

Gewicht

	Blutzuckerwert vor und nach dem Essen										
Datum											
Uhrzeit	vor	nach	vor	nach	vor	nach	vor	nach			
Insulin											
Info											

Datum	Uhrzeit	Blutdruck	Puls

Gewicht

	Blutzuckerwert vor und nach dem Essen										
Datum											
Uhrzeit	vor	nach	vor	nach	vor	nach	vor	nach			
Insulin											
Info											

Datum	Uhrzeit	Blutdruck	Puls

Gewicht

	Blutzuckerwert vor und nach dem Essen									Datum	Uhrzeit	Blutdruck	Puls
Datum Uhrzeit	vor	nach	vor	nach	vor	nach	vor	nach					
Insulin													
Info													
Gewicht													

	Blutzuckerwert vor und nach dem Essen									Datum	Uhrzeit	Blutdruck	Puls
Datum Uhrzeit	vor	nach	vor	nach	vor	nach	vor	nach					
Insulin													
Info													
Gewicht													

	Blutzuckerwert vor und nach dem Essen									Datum	Uhrzeit	Blutdruck	Puls
Datum Uhrzeit	vor	nach	vor	nach	vor	nach	vor	nach					
Insulin													
Info													
Gewicht													

	Blutzuckerwert vor und nach dem Essen							
Datum								
Uhrzeit	vor	nach	vor	nach	vor	nach	vor	nach
Insulin								
Info								
Gewicht								

Datum	Uhrzeit	Blutdruck	Puls

	Blutzuckerwert vor und nach dem Essen							
Datum								
Uhrzeit	vor	nach	vor	nach	vor	nach	vor	nach
Insulin								
Info								
Gewicht								

Datum	Uhrzeit	Blutdruck	Puls

	Blutzuckerwert vor und nach dem Essen							
Datum								
Uhrzeit	vor	nach	vor	nach	vor	nach	vor	nach
Insulin								
Info								
Gewicht								

Datum	Uhrzeit	Blutdruck	Puls

Datum Uhrzeit	**Blutzuckerwert vor und nach dem Essen**								**Datum**	**Uhrzeit**	**Blutdruck**	**Puls**
	vor	nach	vor	nach	vor	nach	vor	nach				
Insulin												
Info												

Gewicht

Datum Uhrzeit	**Blutzuckerwert vor und nach dem Essen**								**Datum**	**Uhrzeit**	**Blutdruck**	**Puls**
	vor	nach	vor	nach	vor	nach	vor	nach				
Insulin												
Info												

Gewicht

Datum Uhrzeit	**Blutzuckerwert vor und nach dem Essen**								**Datum**	**Uhrzeit**	**Blutdruck**	**Puls**
	vor	nach	vor	nach	vor	nach	vor	nach				
Insulin												
Info												

Gewicht

	Blutzuckerwert vor und nach dem Essen							
Datum Uhrzeit	vor	nach	vor	nach	vor	nach	vor	nach
Insulin								
Info								

Datum	Uhrzeit	Blutdruck	Puls

Gewicht

	Blutzuckerwert vor und nach dem Essen							
Datum Uhrzeit	vor	nach	vor	nach	vor	nach	vor	nach
Insulin								
Info								

Datum	Uhrzeit	Blutdruck	Puls

Gewicht

	Blutzuckerwert vor und nach dem Essen							
Datum Uhrzeit	vor	nach	vor	nach	vor	nach	vor	nach
Insulin								
Info								

Datum	Uhrzeit	Blutdruck	Puls

Gewicht

Blutzuckerwert vor und nach dem Essen									**Datum**	**Uhrzeit**	**Blutdruck**	**Puls**
Datum Uhrzeit	vor	nach	vor	nach	vor	nach	vor	nach				
Insulin												
Info												

Gewicht

Blutzuckerwert vor und nach dem Essen									**Datum**	**Uhrzeit**	**Blutdruck**	**Puls**
Datum Uhrzeit	vor	nach	vor	nach	vor	nach	vor	nach				
Insulin												
Info												

Gewicht

Blutzuckerwert vor und nach dem Essen									**Datum**	**Uhrzeit**	**Blutdruck**	**Puls**
Datum Uhrzeit	vor	nach	vor	nach	vor	nach	vor	nach				
Insulin												
Info												

Gewicht

Blutzuckerwert vor und nach dem Essen								Datum	Uhrzeit	Blutdruck	Puls
Datum Uhrzeit	vor	nach	vor	nach	vor	nach	vor	nach			
Insulin											
Info											
Gewicht											

Blutzuckerwert vor und nach dem Essen								Datum	Uhrzeit	Blutdruck	Puls
Datum Uhrzeit	vor	nach	vor	nach	vor	nach	vor	nach			
Insulin											
Info											
Gewicht											

Blutzuckerwert vor und nach dem Essen								Datum	Uhrzeit	Blutdruck	Puls
Datum Uhrzeit	vor	nach	vor	nach	vor	nach	vor	nach			
Insulin											
Info											
Gewicht											

Blutzuckerwert vor und nach dem Essen									Datum	Uhrzeit	Blutdruck	Puls
Datum **Uhrzeit**	vor	nach	vor	nach	vor	nach	vor	nach				
Insulin												

Info

Gewicht

Blutzuckerwert vor und nach dem Essen									Datum	Uhrzeit	Blutdruck	Puls
Datum **Uhrzeit**	vor	nach	vor	nach	vor	nach	vor	nach				
Insulin												

Info

Gewicht

Blutzuckerwert vor und nach dem Essen									Datum	Uhrzeit	Blutdruck	Puls
Datum **Uhrzeit**	vor	nach	vor	nach	vor	nach	vor	nach				
Insulin												

Info

Gewicht

Datum Uhrzeit	Blutzuckerwert vor und nach dem Essen							
	vor	nach	vor	nach	vor	nach	vor	nach
Insulin								
Info								

Datum	Uhrzeit	Blutdruck	Puls

Gewicht

Datum Uhrzeit	Blutzuckerwert vor und nach dem Essen							
	vor	nach	vor	nach	vor	nach	vor	nach
Insulin								
Info								

Datum	Uhrzeit	Blutdruck	Puls

Gewicht

Datum Uhrzeit	Blutzuckerwert vor und nach dem Essen							
	vor	nach	vor	nach	vor	nach	vor	nach
Insulin								
Info								

Datum	Uhrzeit	Blutdruck	Puls

Gewicht

Blutzuckerwert vor und nach dem Essen								
Datum Uhrzeit	vor	nach	vor	nach	vor	nach	vor	nach
Insulin								

Datum	**Uhrzeit**	**Blutdruck**	**Puls**

Info

Gewicht

Blutzuckerwert vor und nach dem Essen								
Datum Uhrzeit	vor	nach	vor	nach	vor	nach	vor	nach
Insulin								

Datum	**Uhrzeit**	**Blutdruck**	**Puls**

Info

Gewicht

Blutzuckerwert vor und nach dem Essen								
Datum Uhrzeit	vor	nach	vor	nach	vor	nach	vor	nach
Insulin								

Datum	**Uhrzeit**	**Blutdruck**	**Puls**

Info

Gewicht

Datum	Blutzuckerwert vor und nach dem Essen										
Uhrzeit	vor	nach	vor	nach	vor	nach	vor	nach
Insulin								

Datum	Uhrzeit	Blutdruck	Puls

Info

Gewicht

Datum	Blutzuckerwert vor und nach dem Essen										
Uhrzeit	vor	nach	vor	nach	vor	nach	vor	nach
Insulin								

Datum	Uhrzeit	Blutdruck	Puls

Info

Gewicht

Datum	Blutzuckerwert vor und nach dem Essen										
Uhrzeit	vor	nach	vor	nach	vor	nach	vor	nach
Insulin								

Datum	Uhrzeit	Blutdruck	Puls

Info

Gewicht

Blutzuckerwert vor und nach dem Essen									Datum	Uhrzeit	Blutdruck	Puls
Datum Uhrzeit	vor	nach	vor	nach	vor	nach	vor	nach				
Insulin												
Info												
Gewicht												

Blutzuckerwert vor und nach dem Essen									Datum	Uhrzeit	Blutdruck	Puls
Datum Uhrzeit	vor	nach	vor	nach	vor	nach	vor	nach				
Insulin												
Info												
Gewicht												

Blutzuckerwert vor und nach dem Essen									Datum	Uhrzeit	Blutdruck	Puls
Datum Uhrzeit	vor	nach	vor	nach	vor	nach	vor	nach				
Insulin												
Info												
Gewicht												

Blutzuckerwert vor und nach dem Essen											
Datum **Uhrzeit**	vor	nach	vor	nach	vor	nach	vor	nach			
Insulin											
Info											
Gewicht											

Datum	Uhrzeit	Blutdruck	Puls

Blutzuckerwert vor und nach dem Essen											
Datum **Uhrzeit**	vor	nach	vor	nach	vor	nach	vor	nach			
Insulin											
Info											
Gewicht											

Datum	Uhrzeit	Blutdruck	Puls

Blutzuckerwert vor und nach dem Essen											
Datum **Uhrzeit**	vor	nach	vor	nach	vor	nach	vor	nach			
Insulin											
Info											
Gewicht											

Datum	Uhrzeit	Blutdruck	Puls

Blutzuckerwert vor und nach dem Essen									Datum	Uhrzeit	Blutdruck	Puls
Datum **Uhrzeit**	vor	nach	vor	nach	vor	nach	vor	nach				
Insulin												
Info												

Gewicht

Blutzuckerwert vor und nach dem Essen									Datum	Uhrzeit	Blutdruck	Puls
Datum **Uhrzeit**	vor	nach	vor	nach	vor	nach	vor	nach				
Insulin												
Info												

Gewicht

Blutzuckerwert vor und nach dem Essen									Datum	Uhrzeit	Blutdruck	Puls
Datum **Uhrzeit**	vor	nach	vor	nach	vor	nach	vor	nach				
Insulin												
Info												

Gewicht

	Blutzuckerwert vor und nach dem Essen								Datum	Uhrzeit	Blutdruck	Puls
Datum Uhrzeit	vor	nach	vor	nach	vor	nach	vor	nach				
Insulin												
Info												
Gewicht												

	Blutzuckerwert vor und nach dem Essen								Datum	Uhrzeit	Blutdruck	Puls
Datum Uhrzeit	vor	nach	vor	nach	vor	nach	vor	nach				
Insulin												
Info												
Gewicht												

	Blutzuckerwert vor und nach dem Essen								Datum	Uhrzeit	Blutdruck	Puls
Datum Uhrzeit	vor	nach	vor	nach	vor	nach	vor	nach				
Insulin												
Info												
Gewicht												

	Blutzuckerwert vor und nach dem Essen								Datum	Uhrzeit	Blutdruck	Puls
Datum Uhrzeit	vor	nach	vor	nach	vor	nach	vor	nach				
Insulin												
Info												

Gewicht

	Blutzuckerwert vor und nach dem Essen								Datum	Uhrzeit	Blutdruck	Puls
Datum Uhrzeit	vor	nach	vor	nach	vor	nach	vor	nach				
Insulin												
Info												

Gewicht

	Blutzuckerwert vor und nach dem Essen								Datum	Uhrzeit	Blutdruck	Puls
Datum Uhrzeit	vor	nach	vor	nach	vor	nach	vor	nach				
Insulin												
Info												

Gewicht

	Blutzuckerwert vor und nach dem Essen												
Datum Uhrzeit	vor	nach	vor	nach	vor	nach	vor	nach	Datum	Uhrzeit	Blutdruck	Puls
Insulin												
Info												

Gewicht

	Blutzuckerwert vor und nach dem Essen												
Datum Uhrzeit	vor	nach	vor	nach	vor	nach	vor	nach	Datum	Uhrzeit	Blutdruck	Puls
Insulin												
Info												

Gewicht

	Blutzuckerwert vor und nach dem Essen												
Datum Uhrzeit	vor	nach	vor	nach	vor	nach	vor	nach	Datum	Uhrzeit	Blutdruck	Puls
Insulin												
Info												

Gewicht

	Blutzuckerwert vor und nach dem Essen											
Datum Uhrzeit	vor	nach	vor	nach	vor	nach	vor	nach	**Datum**	**Uhrzeit**	**Blutdruck**	**Puls**
Insulin												

Info

Gewicht

	Blutzuckerwert vor und nach dem Essen											
Datum Uhrzeit	vor	nach	vor	nach	vor	nach	vor	nach	**Datum**	**Uhrzeit**	**Blutdruck**	**Puls**
Insulin												

Info

Gewicht

	Blutzuckerwert vor und nach dem Essen											
Datum Uhrzeit	vor	nach	vor	nach	vor	nach	vor	nach	**Datum**	**Uhrzeit**	**Blutdruck**	**Puls**
Insulin												

Info

Gewicht

Blutzuckerwert vor und nach dem Essen											
Datum Uhrzeit	vor	nach	vor	nach	vor	nach	vor	nach	**Datum**	**Uhrzeit**	**Blutdruck**	**Puls**
Insulin												
Info												

Gewicht

Blutzuckerwert vor und nach dem Essen											
Datum Uhrzeit	vor	nach	vor	nach	vor	nach	vor	nach	**Datum**	**Uhrzeit**	**Blutdruck**	**Puls**
Insulin												
Info												

Gewicht

Blutzuckerwert vor und nach dem Essen											
Datum Uhrzeit	vor	nach	vor	nach	vor	nach	vor	nach	**Datum**	**Uhrzeit**	**Blutdruck**	**Puls**
Insulin												
Info												

Gewicht

Blutzuckerwert vor und nach dem Essen											
Datum Uhrzeit	vor	nach	vor	nach	vor	nach	vor	nach			
Insulin											
Info											

Datum	Uhrzeit	Blutdruck	Puls

Gewicht

Blutzuckerwert vor und nach dem Essen											
Datum Uhrzeit	vor	nach	vor	nach	vor	nach	vor	nach			
Insulin											
Info											

Datum	Uhrzeit	Blutdruck	Puls

Gewicht

Blutzuckerwert vor und nach dem Essen											
Datum Uhrzeit	vor	nach	vor	nach	vor	nach	vor	nach			
Insulin											
Info											

Datum	Uhrzeit	Blutdruck	Puls

Gewicht

Datum Uhrzeit	Blutzuckerwert vor und nach dem Essen							
	vor	nach	vor	nach	vor	nach	vor	nach
Insulin								
Info								

Datum	Uhrzeit	Blutdruck	Puls

Gewicht

Datum Uhrzeit	Blutzuckerwert vor und nach dem Essen							
	vor	nach	vor	nach	vor	nach	vor	nach
Insulin								
Info								

Datum	Uhrzeit	Blutdruck	Puls

Gewicht

Datum Uhrzeit	Blutzuckerwert vor und nach dem Essen							
	vor	nach	vor	nach	vor	nach	vor	nach
Insulin								
Info								

Datum	Uhrzeit	Blutdruck	Puls

Gewicht

Blutzuckerwert vor und nach dem Essen									Datum	Uhrzeit	Blutdruck	Puls
Datum **Uhrzeit**	vor	nach	vor	nach	vor	nach	vor	nach				
Insulin												
Info												

Gewicht

Blutzuckerwert vor und nach dem Essen									Datum	Uhrzeit	Blutdruck	Puls
Datum **Uhrzeit**	vor	nach	vor	nach	vor	nach	vor	nach				
Insulin												
Info												

Gewicht

Blutzuckerwert vor und nach dem Essen									Datum	Uhrzeit	Blutdruck	Puls
Datum **Uhrzeit**	vor	nach	vor	nach	vor	nach	vor	nach				
Insulin												
Info												

Gewicht

Blutzuckerwert vor und nach dem Essen											
Datum Uhrzeit	vor	nach	vor	nach	vor	nach	vor	nach			
									Datum Uhrzeit	Blutdruck	Puls
Insulin											
Info											
Gewicht											

Blutzuckerwert vor und nach dem Essen											
Datum Uhrzeit	vor	nach	vor	nach	vor	nach	vor	nach			
									Datum Uhrzeit	Blutdruck	Puls
Insulin											
Info											
Gewicht											

Blutzuckerwert vor und nach dem Essen											
Datum Uhrzeit	vor	nach	vor	nach	vor	nach	vor	nach			
									Datum Uhrzeit	Blutdruck	Puls
Insulin											
Info											
Gewicht											